El intestino antiviral

(Abordar los patógenos desde adentro hacia afuera)

Bragm Gutra

INTRODUCCIÓN

Copyright© 2022 por Bragm Gutra

Sin perjuicio de ello, todos los derechos reservados.

Ninguna parte de este libro puede ser reproducida, almacenada en un sistema de recuperación o transmitida, de ninguna forma o por ningún medio, ya sea electrónico, mecánico, fotocopiado, microfilmado, grabado o de otro modo, sin el permiso por escrito del autor.

CONTENIDO

Introducción..i

PARTE 1

Simplemente Solicite Clemencia....................................2

PARTE 2

Dos señoras obstinadas..11

PARTE 3

Instrucciones para Dominar una Partida de Ajedrez Sin apenas mover un dedo...23

PARTE 4

10 días para el cuidado..35

PARTE 5

Los monos..65

PARTE 6

Oculto..76

CONCLUSIÓN..76

Nota

PARTE 1

Simplemente solicite clemencia

PARTE 1

Advertencia de contenido algo de salvajismo y sangre

Algo se está comiendo las hostas.

Es una parte precaria del vivero oculta y orientada hacia el norte, pero el follaje florece bajo mi cuidadosa atención. Te garantizo que se desarrolla espléndida y verde, y nadie más que yo puede engatusarlo para que no haga pucheros en este clima cálido y seco. Estoy satisfecho de ver los tonos azul verdosos de la sieboldiana prosperando junto a las brillantes hojas onduladas abigarradas.

Estoy conmocionado por el daño de la cicatriz estampada que he encontrado, y busco al ofensor entre las hojas de alabanza. ¡Ahí! Un caracol se pega a la parte inferior de una hoja, succionado en un beso voraz y no consentido. Lo arranco y el caparazón se derrumba en mi agarre de pinza, la papilla aplastada se desborda entre las yemas de mis dedos. Desecho la basura en la tierra con desdén, satisfecho de que el comedero ahora se haya convertido en comida.

Un trabajador de un vivero debe ser despiadado, enfrentándose continuamente a larvas de cuerpo delicado, alimañas con colmillos de mandíbula, enfermedades de áfidos y maldición traicionera que se arrastra, todo para salvaguardar los valiosos brotes y sacudir las hojas nuevas. Ella también debe tener un corazón duro y esforzado para destruir lo que se sostuvo recientemente, reducir y controlar la vida cuando llega la oportunidad, que alguna vez se hizo tan minuciosamente para perder qué. Yo, el jardinero, soy como Dios; a través de mí, la naturaleza fluye, dando energía a lo sólido y empoderando a lo frágil y dañado para que pase.

Dentro de la casa, el teléfono fijo se agita, tomando siete timbres para que la Sra. Nolan mezcle la siesta de su sillón y reúna sus ligamentos para responder. En cuclillas aquí, debajo de la ventana abierta de la cocina, estoy en una posición impecable para fisgonear lo que dice.

"Hola, soy Miriam...

"Gracioso, yo también soy como se puede esperar. Además, ¿tú?

"De hecho, una racha extremadamente caliente. La guardería está extremadamente reseca...

"Dios mío... ¿en serio? ¡Eres demasiado amable! En verdad, es demasiado...

"Es un gran honor. No puedo asimilar exactamente todo. Trevor habría estado tan satisfecho. Tan extremadamente, satisfecho...

"Muchas gracias a ti, muchas. ¡Es todo un shock!

"Positivamente lo haré, y tú también. Cheerio".

El teléfono suena cuando se reemplaza en su soporte, y siento que la Sra. Nolan se reorganiza en el pasillo secundario para localizarme. Reflexiono sobre el temblor cercano a casa que escuché en su voz. Ha estado propensa a las lágrimas desde el triste percance del Sr. Nolan y varios residentes afables han llamado para ofrecerle consuelo, sin embargo, esta llamada fue inquisitiva y me apresuro a ser edificado.

"Benevolencia, ¿dirías que estás ahí?"

"En algún lugar de esta vecindad, señora Nolan". Sueno tan dulce como el jarabe de arce.

La Sra. Nolan se eleva por el costado de la casa, titilando a la brillante luz del día, deteniéndose por un minuto para encontrarme en el límite sombrío.

"Recibí la noticia más trascendental, amabilidad. El consejo de administración de la ciudad me seleccionó para la subvención de Best Blossoming Nursery. ¡Qué amables de su parte! Estoy seguro de que las dalias de Trevor convencieron a los adjudicadores; tomó una consideración tan meticulosa con ellas. Trevor se merecía la asignación, no yo; habría estado tan complacido, pero ya pasó el punto de no retorno..."

Las dos señoras Nolan y yo miramos automáticamente hacia el patio donde se encontró al señor Nolan. Estoy encantadoramente asombrado de ver cuán productivamente se están desarrollando las margaritas. Obviamente están floreciendo a partir de minerales en la sangre del Sr. Nolan.

Aquí vamos. Los ojos de la Sra. Nolan están llenos de lágrimas y su mandíbula se tambalea. Me pongo de pie, arqueo las cejas junto con una demostración de preocupación y la atiendo con ternura para que vuelva a entrar a poner la olla.

Ese es el punto en el que me doy cuenta de que no queda nadie, excepto la Sra. Nolan. Una elección afable, probablemente por votos de compasión, ha exacerbado su desesperanza y la ha reducido a sollozos convulsivos, lo que demuestra que cualquier placer en la vida está ahora más allá de su control. Lo que me incita especialmente es que las dalias generalmente se fueron sin nadie más, hasta cierto punto desde el derrame cerebral del Sr. Nolan el año pasado, y solo me he centrado en ellas desde su nueva muerte. Las dalias, las rosas, esas petunias abombadas y profanas que recogió la señora Nolan y con las que fielmente me acosté en la tarea es todo por mi culpa.

El mundo tiene una mala situación para los viejos y débiles. En este mismo jardín, directamente frente a nosotros, la naturaleza utiliza todos los medios horribles para garantizar que se mantenga la solicitud; tenazas, aguijones, daños, parásitos que devoran a su huésped poco a poco desde el interior. Aunque toscas, estas demostraciones son básicamente una consideración extraordinaria. Una consideración que la Sra. Nolan actualmente merece.

*

Contemplo mis elecciones.

Si bien hubo cierta impulsividad con el Sr. Nolan, esta vez pensaré con cautela en mi arreglo.

No quiere decir que la última vez no fue competente y exitosa.

Aquella noche había tomado una consideración extraordinaria para podar el soporte de ligustro sin problemas. Estaba recogiendo los esquejes, con guantes, ya que la savia puede picar, mientras el señor Nolan cojeaba por todas partes, escudriñando pomposamente algunas anomalías en las ramas cruzadas que vio en los arbustos. Sentí lástima por él, inepto como era para ver el valor de mi trabajo y actualmente no estaba listo para lidiar con las tijeras él mismo con un brazo inútil. Tuve que hacerlo como mínimo para dejarlo libre de su fomento por última vez.

Aventurándome cerca, clavé las marcas de las tijeras en su regordeta cintura de algodón, que ofrecía una oposición mínima mayor que la del estómago de un pez, y deslicé los bordes cortantes hacia arriba, debajo de sus costillas. Fue sorprendentemente simple. Esta única instantánea de agonía fue todo lo que necesitó para liberarlo de su cuerpo desconcertado y bombardeado. Una mancha de un rojo oscuro como la amapola floreció bajo sus dedos extendidos mientras se agarraba el estómago en un esfuerzo inútil por contener la sangre que goteaba. Ante mis ojos, su rostro gris se quedó boquiabierto por la incredulidad. Murmuró y balbuceó, con los ojos hinchados suplicantes, sin embargo, no quedaba nada por decir. Mientras se tambaleaba, lo agarré con ternura por los hombros y lo dirigí primero hacia la tierra fría de cara, de modo que las puntas afiladas surgieron a través de su espalda como nuevos brotes.

PARTE 2

dos damas obstinadas

Parte 2

La noche es espesa y pesada con brumas cuando pinto el frente de La Casa de amarillo. Pinto rápida y discretamente. Preferiría no despertar a mi vecino. El cepillo hace shhh contra la pared y, sorprendentemente, eso es claro.

Mis pies golpean la roca mientras me abro y me deslizo en mi casa.

La injuria de mi vecino me levanta hacia el comienzo del día. Escucho joder! ¡Es más, caca! Abrí las persianas con dos dedos. El sol brilla muy brillante y entrecierro los ojos para ver el documento de mis otros vecinos afuera. Ven la pintura amarilla y sacuden la cabeza. Uno de ellos se centra en mi casa. Salgo lejos de la ventana. Golpear. no respondo Me hago una tostada con un huevo escalfado. Lo como normal. La margarina tiene una superficie extraña y asquerosa y la mayoría de las barritas son demasiado dulces para mi gusto.

Golpearon en la entrada. Las manijas de las puertas traquetean en su fijación antes de que vuelva a escuchar el silencio en el patio de mi entrada.

Mis vecinos esperan que pinte La Casa. Tienen razón, pero en realidad es ofensivo que me destaquen primero.

Al momento de la compra, mi nuevo vecino volvió a pintar The House de color beige antes de mudar los muebles igualmente aburridos (y ella misma) adentro. Debería arreglarlo. No comprende que cada casa reclama vida como nosotros. Sus chillidos son pequeños murmullos y gemidos, su aliento la brisa que se estremece cuando abren la boca. Cada casa tiene un carácter individual. Tienen varias particularidades, distintas preferencias que pueden impactar a quien sea su ocupante en ese momento. Con frecuencia, sin embargo, su impacto es anulado por los habitantes que claman, haciendo sus propias conmociones que silencian sus hogares.

Puedo oírlos. Escucho indignación cuando las entradas se cierran a la fuerza, armonía cuando se ajustan los muebles y se arreglan los pisos. Las casas no tienen control sobre su apariencia, así que las ayudo. Sintonizo y les doy una variedad acorde con su singularidad.

La Casa a la que se hace referencia, que podría decirse que es mi "cliente" actual, está efervescente, aunque inclinada a la infección y hasta cierto punto inconsciente de las batallas de los demás. Aprecia a sus ocupantes, la mayoría de las veces, y desea darles un abrazo cómodo. En particular, La Casa es extremadamente específica sobre su apariencia y se enoja cuando la más mínima cosa no es exactamente correcta. Este momento, está deprimido. El poco de amarillo que le di lo apaciguó, sin embargo pronto pedirá más.

A primera hora de la tarde escucho el grrr de camiones y golpes metálicos y voces profundas que gritan. Hombres enormes con pantalones de mezclilla gratuitos y camisas repugnantes pintan The House de nuevo de color beige. Mi vecina se sube a su césped para ver a los hombres, llamando la atención sobre los lugares que necesitan pintura adicional. Los pintores terminan rápidamente, tomando el dinero de mi vecino y dejando botes de pintura y pinceles adicionales y lienzos de plástico arrugados.

La Casa se tensa contra su nueva piel. Golpea sus lazos beige con manos apretadas y grita ¡Es tan espantoso! A las casas vecinas les parece una tontería y un despropósito, sin embargo son excesivamente viejos para recordar lo que era ser niño. Voy a La Cámara a mostrar moderación. Su pintura aún está húmeda.

Las quemaduras relacionadas con el sol son sofocantes, luego se enfrían inesperadamente por la noche. Se anticipa un aguacero en los próximos días, por lo que el aire cuelga espeso como terciopelo empapado. Me muevo de un asiento a otro, incapaz de sentarme. Tengo muchas ganas de que me interrumpan, así que se hace un sándwich rápidamente y se come de inmediato. Hojeo los libros antes de dejarlos. Apilé los libros. Como unos pequeños pretzels. Reproduzco una película y subo el volumen ruidosamente. Todo se ve abrumado por los desalientos y llantos de La Casa.

Descanso erráticamente y cuando descanso anhelo un niño recién nacido derramando un cielo amarillo goteante sobre pequeños individuos que se asfixian en espesos charcos de girasoles.

La noche que vuelvo a calmar La Casa, un ojito rojo parpadea desde el borde de su patio. Una cámara hace que mi ocupación sea más difícil, pero es solo una. Mi vecino está lánguido o siente que su presencia es suficiente para detenerme. De una forma u otra, ese es su desliz. Abro mi bote de pintura y me acerco desde un punto. Obtengo un pequeño manojo de amarillo pegajoso y lo unto sobre el punto focal. La pintura es fría y escurridiza, cubriendo el punto focal por completo mientras la sobreabundancia se acumula en el suelo debajo. A partir de ese momento, es fácil marcar la diferencia pintar tanto amarillo como sea posible en el tiempo que tengo. No puedo liberar por completo a La Casa, pero sus quejas se calman y se acomodan más serenamente en sus establecimientos.

Realmente hay insultos hacia el comienzo del día y más golpes contra mi entrada. Esta vez, mi vecino grita a través de la entrada. Expresa abre o separaré la jodida entrada. Mi propia casa es algo tímido enfundado en marrón claro. Una entrada destrozada le causará un gran tormento y eso no funcionará.

El cabello de mi vecina no está cepillado y se destaca como una piel. Viste una camisa importante y no lleva zapatos.

Ojalá llevara zapatos. Creo que los pies son tan desconocidos. No recuerdo que tengo pies hasta que miro hacia abajo y no puedo evitar pensar en cómo algo tan extraño podría estar conectado conmigo.

Sé que eres tú, dice ella.

estoy tranquilo Escucharé lo que ella necesita decir.

Mi vecino se pone rojo. Di algo, dice ella. Eres el individuo principal aquí que podría pintar mi casa de amarillo cada maldita noche. Me mudé aquí y escuché historias sobre ti. Miras cada una de las casas y miras por las ventanas y conversas contigo mismo más que con los demás.

Mi vecino continúa sin cesar. Está muy enfadada. La baba sale volando de sus labios y chasquea las manos para mostrar exactamente lo furiosa que está.

Según ella, puedes hacer lo que necesites, pero Jesucristo, debes darte cuenta de que te ves ridículamente loco. La casa era un cierto algo, la cámara es simplemente escandalosa. Podría poner en un informe para desfigurar! ¡Podría llamar a la policía! ¿Qué vas a hacer, negarlo? Perra idiota, debería denunciarte bien...

No lo niego, digo.

Su boca se expande. A pesar de una actitud caliente, también tiene reglas inusuales sobre lo que es correcto y lo que pasa. Las pautas de su realidad se aplican a todos. Ella arregla mis botes de basura el día de la basura para que coincidan con los suyos. Bromea a menudo sobre el extraordinario color de nuestra pared común, que es azul, pero el azul no es su aliado.

No estoy molesto por eso. Mi incertidumbre (o desprecio, hacia ella) la irrita. Es entretenido verla entender que no la pelearé, no en este sentido.

Abre y cierra la boca y se pone más roja. Deja de pintar mi maldita casa, dice ella. Y luego ella escupe un pegote de saliva en mi patio y se va.

Veo su obra de arte sobre el amarillo con fuertes trazos de pintura beige. Su trabajo está manchado y gotas gruesas gotean por la carpintería. Se solidificará y saldrá a la superficie La Casa, lo cual no le gustará. También suben más cámaras, una en la esquina contradictoria del patio de entrada y dos más en la esquina más cercana a mi casa.

A la hora de la tarde, me tapo la cara y me acerco no desde mi casa, sino por los patios de las casas contiguas. Saludo a las casas y en consecuencia inhalan silbidos chirriantes. Un gran número de las casas de esta zona son como la mía: sencillas, estándar, típicas. No necesitan una consideración similar a The House.

Uso pintura de nuevo para cubrir las cámaras. Mi trabajo es más descuidado que las noches anteriores y La Casa se queja. Le digo que su ocupante ha hecho más penoso mi trabajo y esto es todo lo que puedo hacer. La Casa pregunta si debe detener efectivamente a su habitante. Yo digo que no, que eso va demasiado lejos. Intento simplificar las piezas manchadas, me disculpo una vez más y luego vuelvo a casa.

Mis manos tiemblan mientras lavo mi pincel y me seco las manos. Supongo que estoy preocupado por el mensaje alarmante de mi vecino. No le temo a la policía ni a la posibilidad de que me capturen, pero más bien temo que, suponiendo que me eliminen, la Casa no se centrará realmente en ella. ¿Quién más puede hacer lo que yo hago? Sin mí, La Casa empujará contra su aburrido exterior y llorará sin cesar. Su llanto molestaría igualmente a diferentes casas de la ciudad, por amables que sean.

Alrededor de la tarde , sueño de nuevo con un cielo pintado de amarillo, pero esta vez me estoy asfixiando y el líquido pegajoso está subiendo y no puedo ver a través de la película de limón que cubre mis ojos. Estoy envuelto y cubierto por una explosión interna de muerte.

me despierto temprano Pruebo el té y dejo que la taza caliente consuma mis manos de color rojo oscuro mientras miro por la ventana. Me quedo allí durante 60 minutos, tal vez más, hasta que mi té se enfría y termino moviéndome de un pie al otro. Me quedo quieto cuando se abre la entrada de La Casa y mi vecino se aventura al patio. Ella ve el daño a las cámaras y la llegada de la pintura amarilla.

Ella permanece allí brevemente, luego, en ese momento, se da la vuelta en el interior.

Me alejo un poco de la ventana. Ella ha visto lo que he hecho, de hecho, sin embargo, ¿qué va a pasar con eso? Hago un esfuerzo poco sincero en mi mañana, limpio, poniéndome ropa de día y haciendo un tazón de avena. Mis oídos escuchan los gemidos de La Casa y los murmullos de apoyo de sus asociados, pero ninguna alarma.

Las nieblas cubren el sol mientras se sumerge y un aguacero delicado cubre mi área. Una fragancia arenosa, algo severa, irradia de los patios y envolturas de asfalto. Petrichor: una peculiaridad a la vez perfecta y desordenada, pegajosa y purgante. A las casas les encanta. Ellos inhalan y exhalan, inhalan y exhalan.

El aguacero me tranquiliza. No veo destellos de azul y rojo ni el golpeteo de pesados neumáticos sobre el asfalto mojado. No tengo la menor idea de por qué mi vecina se olvidó de terminar completamente su mensaje. Quizás ella se descuidó. Tal vez necesita mantenerme a la expectativa y retrasar mi tensión. Tal vez, inverosímil por lo que vale, ella quiere continuar con esta pequeña pelea porque aprecia una pelea decente. Esto se transformará en un juego, una rivalidad entre dos damas obstinadas: una que no reconocerá sus defectos y otra que nunca se detendrá.

Lo sabré mañana.

PARTE 3

Instrucciones para Dominar una Partida de Ajedrez Sin apenas mover un dedo

parte 3

Descargo de responsabilidad: no existe un método simple para dominar una partida de ajedrez. Sin embargo, siempre y cuando "ganar" te refieras a perseguir a la regla de tu rival hasta que esté jadeando por aire en un rincón solitario, su visión se vuelve borrosa en la estática de alto contraste del tablero como tu rival (John, Meera o Jeremy) comete seppuku por renuncia. Solo paso a paso regresará a los asientos duros y las mesas manchadas del mostrador de almuerzo de grado B de su escuela. Entrecerrarás los ojos con sorpresa ante la esencia de tu rival que, debes tener en cuenta, es tu compañero, considerando todas las cosas.

Asumiendo que es John, te das cuenta de que descargará su insatisfacción a través de su dedo medio sorprendentemente largo y articulado. En caso de que sea Meera, repetirá cada movimiento y verá cómo se desvió del camino. Suponiendo que sea Jeremy, te elogiará con ojos miserables que son más terribles que la decepción. No harías que languidecieran por ellos sin importar si pudieras; eres el tipo de persona que pone avispas debajo de un cristal y las acompaña afuera, por el amor de Dios. En cualquier caso, esa es la forma en que defiendes tus continuas desgracias. No, para dominar una partida de ajedrez, debe caracterizar sus propias motivaciones de acuerdo con sus propias preferencias.

Objetivo. Es posible que no descubras completamente tu objetivo desde el principio, pero realmente crees que hay una razón por la que siempre estás dispuesto a jugar juegos perdedores. El truco no es permitir que ninguno de sus adversarios comprenda sus procesos de pensamiento y considere la posibilidad de que alguien intente obstaculizarlos. Tal vez la forma más ideal de dar sentido al objetivo en este momento es "resolver su objetivo antes de que lo haga su adversario".

jugadores Necesitará a las cuatro personas de su club informal conocido como RICA, o la Afiliación de personas con confusión racial. Para acompañar, debe ser un "mitad", mitad blanco, mitad no blanco. Obviamente, esto es una referencia a la mitad blanca, mitad oscura del tablero de ajedrez, pero también una demostración de la idea de la mitad en sí misma: 50/50, deficiencia, la compañía fascinada que tu mejor amigo te dio cuando te mudaste de California y inmediatamente pasado por alto. A veces sientes que eres sólo eso, dos partes de un todo; eso es lo que dos partes, podría agregar, no necesariamente se llevan bien.

Tú: medio mexicano que se unió a un club de ajedrez en segundo grado y no ha mejorado desde ese momento en adelante. Poder: puede escribir todo el contenido de Napoleon Explosive de memoria, en caso de que resulte útil (de una forma u otra, nunca lo hará).

John: Mago del ajedrez mitad coreano que pierde muy rara vez, frunciendo el ceño durante un tiempo considerable cada vez. Power: Es la persona que inventó

"RICA". A pesar de todo, debes reconocer que es el más entretenido de todos.

Meera: mitad india, explícitamente keralita. Ella es nueva en el ajedrez, sin embargo, se especializa en inglés y su aversión a la poética del ajedrez le brinda un beneficio notable. Poder: Meera generalmente es lo que más se acerca a especular sobre tu Mysterious Objective™️. Realmente quieres mantener una vigilancia cautelosa sobre ella.

Jeremy: Jeremy es en realidad medio blanco, es simplemente que su otra mitad también es blanca. Sin embargo, es una cuarta parte del portugués, que es español a todos los efectos, que es básicamente mexicano, y en el caso de que te permitan unirte, él también lo es. Poder: Jeremy realmente se concentra en los movimientos de ajedrez en su tiempo extra. Quizás preste atención a las grabaciones web de ajedrez. La psique abruma.

Recompensa JUGADOR: Josh es el barista mitad japonés que se sienta y te mira jugar de vez en cuando. Es probable que no lo veas durante este juego, pero podría prepararte un espresso. Poder: No tiene la menor idea de cómo jugar al ajedrez, pero aun así sabe más que tú.

El curso de acción. El método apropiado para configurar el ajedrez entre compañeros es dos contra dos, luego hacer que los campeones jueguen entre sí. Primero interpretarás a John; te das cuenta de que él se da cuenta de que tú te das cuenta de que no pasarás a la siguiente ronda, pero caritativamente se abstendrá de decirlo.

En primer lugar, te propondrá permitirte jugar con blancas para que puedas tener la jugada principal. Deberías decir: "¿Por qué razón los blancos suelen ir primero?" Solía ser una broma, pero de todos modos actualmente es una costumbre convencional. En caso de que eludas este paso, debes darte por perdido antes de comenzar.

Luego, obsesionate con cuál de las piezas deberías comenzar. En este punto, debe saber qué aperturas son ideales, pero puede olvidar fácilmente si es el peón central derecho o el peón central izquierdo, y si debe moverse un par de espacios. Dos espacios son más audaces: muestra certeza, hostilidad, un "levantamiento de cejas de Morticia Addams" que recomienda (deshonestamente) que sabes algo que John no sabe. Es el Indiana Jones de los movimientos iniciales. Haga un farol para el peón izquierdo, luego el derecho, luego, en ese punto, diga: "Realmente, creo que debo mover mi caballo primero". Mantenlo en una vulnerabilidad constante.

Comprenderás cuando tus dedos dejen tu pieza que te has ido con alguna decisión inaceptable. Permanezca incluso dirigido. El mejor ajedrecista del planeta no teme al siguiente mejor, pero horrible: sin duda eres caprichoso. Te animará a recordar que John no puede adivinar lo que podrías estar pensando. Además, en el caso de que no pueda calcular su mejor curso de acción, no puede calcular su objetivo. Por lo tanto, debes seguir haciendo este tipo de jugadas.

Ayuda si imaginas cada una de tus piezas como una figura complicada y lamentable. El señor es muy viejo, mientras que todos se dan cuenta de que su cónyuge dominante y opresor lleva la voz cantante. Los dos clérigos son rivales asociados con el interés de la corte en grados cambiantes. El que se desliza a lo largo de los cuadrados blancos es el interrogador del soberano y probablemente un traidor, lo que da sentido a sus elecciones secretas y aparentemente sin sentido. Su diocesano de casillas oscuras es fiel, pero también egoísta. Sus movimientos son fríos, políticos, despiadados. Este peón aquí es excesivamente reacio, quizás una pieza pesada; su hermano, por otra parte, es descuidado y desinteresado. Mueve la cabeza ante su imprudencia, sin embargo, respetas su fortaleza, y murmura cuando cae en las garras de uno de los voraces caballeros de John (sus caballeros tienen casos incompletos en el título, y quizás solo sean vigilantes).

NB: todo este tiempo debe culpar a John por tomar medidas para hacer trampa, independientemente de la frecuencia con la que haya entendido los estándares para usted.

John mirará e intentará encontrar tu metodología, luego, en ese momento, comprenderá de inmediato que simplemente no entiendes el ajedrez (lo haces, sin embargo, tienes tus propios objetivos). Comenzará a relajarse, tirando distraídamente del delicado vello facial que ha rellenado recientemente (John se afeita cada vez que se ducha, sin embargo, como la mayoría de los coreanos, no emite un hedor personal. Una historia genuina). En la distancia significativa entre sus movimientos y los tuyos, especificará en la forma en que generalmente lo hace que cuestiona su propia realidad. Usted es un estudiante numérico y puede demostrarle, numéricamente, que él realmente existe. Entonces John, en ese punto, responderá cuestionando la presencia de las matemáticas; es una forma de pensar mayor. Te sentirás tentado a insinuar que esa forma de pensar no existe, desencadenando así una emergencia existencial de un tamaño perceptible desde Marte. No, reitero, no cedas a esta motivación específica. En igualdad de condiciones, pregunte si eso implica que cede. Obviamente no se rinde.

Pídelo de tu objetivo genuino, el que todavía está escondido de ti mismo.

Beba montones de espresso horrible para deshacerse de sus dolores de cabeza. En el momento en que eso no funcione, siga exigiendo que se deban a la abstinencia de cafeína. Josh te mezclará muchas bebidas (Josh entró en el juego después de todo, qué regalo tan inesperado pero maravilloso) y le dará a John otra cosa para discutir. John dirá que tu espresso es terrible. Hace demasiado frío; es excesivamente duro; Josh vació una gran cantidad de terrenos en la máquina. Se queja de tu espresso, de que lo estás bebiendo y él ni siquiera lo ha probado. Tal vez esté tratando de distraerte del juego. Simplemente sonríe y sigue el juego. Estás en la cúspide de encontrar la razón del ajedrez, o incluso el significado de la vida, que cuando lo analizas, en realidad son exactamente lo mismo.

Meera probablemente venció a Jeremy porque la escucharás reírse dos o tres mesas más allá. Tiene la risa más brillante que hayas escuchado: asombrada y feliz y temeraria y seria al mismo tiempo. Ella se ríe tan fuerte que realmente no puedes aceptar que sus anteojos se queden por todas partes. A ella ya Jeremy les gusta ver las últimas partes de tus juegos. Jeremy comentará que este es el tablero más intrigante que ha visto y usted está de acuerdo. Uno de tus peones, el pesado, se habrá quebrado y elegido tomar represalias por su hermano, atando un avance a Segundo Soberano. Tus otros peones enmarcarán una inclinación a través de la esquina más a la derecha y detendrán las torres de John. Sin embargo, independientemente de sus esfuerzos respetables, John solo está limpiando su ruina con un par de golpes rápidos del soberano oscuro y su diocesano oscuro en exceso. Las torres oscuras atravesarán tus peones blancos como humo.

Además, no te molestará.

Como nunca tuviste miedo de perder el juego, simplemente te preocupaba que nunca hubiera un juego para jugar. Temeroso de que prácticamente compartes menos contigo mismo de lo que sospechabas, temeroso de que 50/50 realmente signifique 0/0, ya que no eres blanco y no eres mexicano e independientemente de todo lo que le dijiste a John o qué tan bien te enfrentas en cualquier caso. , tienes miedo de no existir.

El ajedrez es lucha. Es ideal darse cuenta, por un breve período, de que eres una persona que está preparada para ser confrontada. Eres un individuo que existe. Además, hay alguien más, uno más allá de ti, que se enfrenta de manera similar y que te recuerda en general.

"Mate."

Cortado de la misma tela. 50/50. Cumplimiento. Las partes de una beca se acoplan encajando adecuadamente.

Todos ustedes tienen un objetivo similar, uno que nadie sabía que era confidencial a excepción de usted.

Mate.

PARTE 4

10 días para cuidar

parte 4

El principio: rastrear tu respiración.

"Haga una pausa por un minuto para prestar atención a su respiración", decía la grabación del Dr. McCourt, a través de los parlantes del vehículo. "Trate de no intentar controlarlo, simplemente sienta el aire que entra y sale de su nariz".

Garry golpeó los frenos y la bocina. Muy parecido al conductor de adelante. Muy parecido al conductor de atrás.

"¡Deja de joderme a todo volumen!" gritó detrás de él. Podía ver al conductor detrás de él, gritando a sí mismo rojo. ¡Mira a esta persona! Que idiota.

En algún lugar una luz se vuelve verde. Cada uno de los vehículos se tambaleó hacia adelante un metro y luego golpeó los frenos una vez más. "¡Muevete Muevete muevete!"

El tratamiento parecía duro hasta ahora.

***

Día dos: la pasa se resuelve.

"¿Has investigado alguna vez una pasa?" dijo el Dr. McCourt, a través de los miniauriculares de Garry.

Garry se sentó en su cama, sosteniendo una pasa solitaria en su mano izquierda mientras la tocaba con su dedo índice derecho. Cristo, no puedo aceptar completamente que pagué en efectivo por esto.

"Pausa por un minuto para ver el valor de cómo se siente la pasa".

Ese asesor realmente me vio venir.

"Inspecciona cómo cae la luz sobre la pasa. Investiga su superficie".

Soy un idiota.

Kate, su media naranja, apareció en la entrada. Ceñudo. "Gar".

"Ocupado."

Ella fingió exacerbación. "Garry, debo irme".

"¡Ocupado!"

"Alimenta al canino", dijo.

"¡Cristo!" Las manos de Garry temblaban, pero Kate ya no estaba. Se sacudieron tan fuerte que dejó caer la pasa. "¡Joder! ¡Mira lo que me obligaste a hacer! ¡El tratamiento fue tu pensamiento!"

"¡Cristo, Garry!" —gritó desde el vestíbulo delantero, y martilleó una entrada.

Garry fue tras su pasa pero Beans, su brillante perro perdiguero, se zambulló, se la comió y disparó.

"¡Maldita sea, Frijoles!" Garry se tambaleó sobre sus pies. "Los caninos no comen pasas". Sin embargo, suponiendo que Beans pudiera comer uno, tal vez Kate tenía razón. "Está bien, Beanie. Entiendo que es hora de cenar".

***

Día tres: respiración desde la barriga.

"¿Has visto en algún momento a un niño inhalar?" El Dr. McCourt dijo: "Utilizan todo su estómago, toda su barriga, para cada respiración".

Extraordinario, pensó Garry, tumbado en la alfombra del salón. Pagué por un especialista y estoy ganando de un niño.

"Dejamos de hacerlo a medida que envejecemos, pero respirar profundamente tiene muchas ventajas. Es un verdadero aquietamiento. Imagina una tempestad en el mar. A la deriva, se enfurece, salvaje y turbulenta. Eso es una relajación superficial. Sin embargo, la respiración profunda - respirar desde el estómago - se asemeja a las profundidades del mar. Fresco y tranquilo".

Cristo.

"Siéntate en un lugar agradable, sin interrupciones. Pon tus manos tiernamente en tu abdomen y simplemente inhala profundamente. Siente cómo tu estómago se revuelve".

Simplemente deberíamos terminar con esto.

Garry cerró los ojos y sintió que se le hinchaba la barriga. En el momento en que respiró profundamente, sintió que su estómago crecía bajo sus palmas, ascendiendo con un poder sorprendentemente suave, sus ojos se abrieron de golpe una vez más.

"Espera..." Nunca había sentido que su cuerpo hiciera eso. Era... extraño. Sin embargo, no es horrible. Cerró los ojos una vez más.

"¡Papá!" Molly gritó, corriendo hacia la habitación. "¡Papi, papi!" Ella estaba sobre él antes de que pudiera responder, y a pesar de que solo tenía seis años y era pequeña para su edad, cuando cayó sobre él, le aplastó por completo el estómago y todo el aliento que contenía saltó como un resoplido.

"¡Maldita sea, Molly!" dijo, desnudándola. "¿Qué te pasa? ¡No puedes simplemente rebotar sobre alguien así! Te estás volviendo demasiado grande".

Su satisfacción desapareció, suplantada por un labio tembloroso y ojos con lágrimas de compromiso.

Jesús, apuesto a que Kate la indujo a esto.

"Por favor, acepta mis disculpas papi-" dijo Molly, entre extraordinarios lanzamientos casi llorando, "-simplemente necesitaba-jugar-Lego-contigo". Ella respiró temblorosa y luego agregó en un murmullo: "¡Estás garantizado!"

Cortés. Derecha. El juego de computadora inepto. murmuró. "Espera un segundo, calabaza". Cruzó los brazos sobre ella. "Sintonízame, shh, no llores. Te lo garanticé, ¿no es así? Además, jugaremos, ¿de acuerdo? Simplemente, por favor... no me toques en serio".

Molly hizo un gesto, y en ese momento una sonrisa débil luchaba contra las lágrimas. Ella tomó su mano y lo llevó al centro de control del juego, y se sentaron a jugar un juego de Lego juntos. Todo era extremadamente inepto, pensó:

Lego era un juguete genuino cuando él era un joven, no esta caca computarizada con cada uno de los establecimientos, todo tenía la intención de vaciar su billetera, sin embargo... sin embargo. No podía negar que era agradable. Molly estaba teniendo una multitud y su risita se estaba poniendo. Además, pensó, tal vez un montón de piezas de Lego originales serían un regalo de cumpleaños decente para ella. Podrían hacer eso juntos también. Así que al final fue una velada encantadora.

***

Día cuatro: reflexión sentada.

"Busque un asiento con respaldo recto", dijo el Dr. McCourt. "Debe ser lo suficientemente alto como para que puedas sentarte fácilmente con los pies nivelados en el suelo".

Esos eventuales asientos de la cocina, por lo que Garry afirmó uno.

"Pon tus manos en tu regazo, en una posición imparcial".

Bien. ¿Qué sigue?

"Cierra los ojos, suponiendo que te guste, y-"

Kate escogió ese segundo para entrar a la cocina en un torbellino de interrupciones innecesarias.

"¿Te importaría?" dijo Garry. Sintió que su actitud aumentaba, y eso le proporcionó un poco de orgullo. El paso inicial para supervisar la indignación fue recordarla. En cualquier caso, requirió todo su trabajo para mantener (su gran mayoría) fuera de su voz.

Kate se giró del horno, sacudiendo la cabeza, su mandíbula temblando. "Disculpa, ¿qué dijiste?"

"Estoy tratando de contemplar aquí, y eso no es broma".

Flexionó los dedos como si presionara una bola de presión imperceptible. Pronto será la hora de la cena. Su tono tembló tanto como el de él. Alguien tiene que hacerlo.

"Bueno, ¿necesitas hacerlo ahora?"

Kate abrió los ojos como platos. "Ciertamente, Garry. De hecho, lo hago. Es un asado de mamá. No puedes simplemente tirarlo en el microondas. ¡Requiere inversión!"

"Bueno", dijo, con la bilis corrompiendo su voz, "Estoy tratando de mejorar. Eso también requiere algo de inversión. Es más, vería el valor en alguna ayuda maldita".

"Guau." Ella enterró sus manos en su cabello, tiró. "De ninguna manera eres el único con problemas. El mundo no gira a tu alrededor".

Su rostro se oscureció.

"¿Sabes que?" dijo Kate, antes de que Garry pudiera hacer algo. "No importa. Me rindo. Toma tu cocina. Simplemente preparé una jodida pizza más". Ella siguió.

Garry respiró hondo y tembloroso. Una parte de él sabía de su indignación, aumentando constantemente, cada vez más chisporroteante. Intentó inhalar profundamente para calmarlo. Intelectualmente gritó Alto. Entonces, en ese punto, ¡Alto! Entonces, en ese punto, ¡PARE! Entonces, en ese momento, incluso murmuró "¡Alto!" sin contenerse. Tal vez le quitó una parte del borde. Quizás se entrometió en el tornado de Ella me está subvirtiendo y Nadie es mi aliado. Sin embargo, todavía estaba enojado.

Él se levantó y la persiguió, y discutieron. Después, descansó en la tumbona.

***

Día cinco: vuelve a tu relax.

"En el momento en que esté ocupado", dijo el Dr. McCourt, "reconózcalo sin juzgarlo y vuelva a relajarse".

Garry inhaló, disfrutando del aire nuevo del porche. Era un día cálido para los pantalones cortos y los pájaros estaban asomando. Cada vez que respiraba, sin un momento de demora, estaba consciente de cómo no debería intentar controlarlo y cómo ciertamente lo estaba porque no podía evitarlo. Maldita sea.

"Está bien distraerse. Nos pasa a todos".

Súper. Deja de pensar, farsante.

Y luego, se enfrentó a un par de respiraciones satisfactorias en las que simplemente se centró en el aire. Esto continuó hasta que comenzó a contemplar lo bueno que era al no pensar. Maldito. Vuelve a la respiración.

Su celular sonó. ¡Maldita sea!

El identificador de invitado decía que era Rich.

"¿Qué pasa, Dickie?"

"Hah. Hola, escucha hombre, ¿estás ocupado? Uno de mis clientes se dejó caer, pero conseguí un tee time en Hendersons. ¿Quieres jugar una ronda?"

Garry sintió un dolor de perturbación, una llamarada de indignación, pero se calmó. El golf fue agradable. En cualquier caso, debería contemplar. Kate le encontró un artículo que decía que la naturaleza era realmente genial para el tratamiento, por lo que era un día ideal para participar en el patio trasero y practicar. Por otra parte, el artículo también decía que mezclarse es genial.

"¡Será mejor que lo creas, suena genial! Te veré allí".

***

Sexto día: reflexión de reposo.

"Descansa en algún lugar agradable", dijo el Dr. McCourt. "Algún lugar en el que no te molestes por un tiempo. Esta reflexión dura alrededor de cuarenta minutos".

Dios. Garry se acomodó en su cubierta, en la ladera sur del parque del vecindario. Era un día más exquisito con un cielo sin nubes, y esta vez puso su teléfono en silencio. Cerró los ojos. Realmente quiero creer que no me quedo dormido.

"Está bien asumiendo que te quedas dormido durante esta actividad".

¿Cómo podría ser consciente?

"Comience por centrarse en su relajación. Respiraciones agradables y completas. Ponga sus manos sobre su estómago si lo desea".

Gary lo hizo. El comienzo se estaba relajando, y su cerebro comenzó a dar vueltas. Sin embargo, en ese momento descubrió que su cerebro divagaba, lo reconoció "sin juicio" en la voz del Dr. McCourt y volvió a concentrarse en su respiración.

Entonces algo duro lo golpeó en la cabeza.

"¡Mierda, ay!" Garry expresó, sentándose. Vio una peculiar cosa redonda amarilla a su lado, la cual atrapó, y antes de que pudiera manejar lo que muy bien podría ser, un dálmata completamente maduro lo atravesó. Los dos se fueron dando tumbos por la pendiente, una masa de apéndices retorciéndose, maldiciones y ladridos.

En el momento en que se detuvo, se puso de pie. Su indignación se puso roja. El canino se paró cerca, con toda la mitad de su espalda balanceándose junto con su cola, y ladró y continuó rebotando. En su agarre estaba la cosa amarilla - un frisbee.

"¡Dios mío, caramba!" escuchó que alguien gritaba y vio a un joven, un niño de secundaria, corriendo por la pendiente. "¡Dios mío, Dios mío! ¡Por favor, acepte mis disculpas, señor! ¡Arregle! ¡Abajo niño, abajo!"

Una vez más, la indignación se disparó. Esta pequeña mierda lanzó un fu-STOP! Garry inhaló lentamente. Me lanzó un frisbee maldito ser divino directamente hacia mí. ¡DETÉNTE! Dejó escapar un gruñido desconcertado. Este joven está intentando destruir ¡ALTO! ¿Qué prueba tienes? Tal vez solo fue un percance. Él aspereza sus dientes. ¿Qué es más probable? ¿Algún joven arbitrario está intentando socavarte deliberadamente, o simplemente es un imbécil que podría no hacerlo?

"¡Por favor acepte mis disculpas señor!"

La nariz de Garry murmuró mientras respiraba fuerte. El joven parecía molesto. El canino estaba casi detonando con energía. Energía energética. Los Beans benévolos se conseguían cuando agitabas un palo.

Garry agitó el frisbee y luego lo lanzó. Arreglar se lanzó tras él.

"Simplemente sé más cauteloso", compartió Garry con el joven, apenas listo para empujarlo con los dientes apretados.

"¡De hecho, señor! ¡Lo siento, señor!"

Además, se dirigieron en diferentes direcciones, sin una erupción.

Garry estaba demasiado excitado para reflexionar, por lo que el día quedó destrozado. Sin embargo, descubrió cómo supervisarse a sí mismo, por lo que tal vez el día no fue demolido considerando todas las cosas.

***

Día siete: percepción.

"Imagínese algo mitigador, similar a una corriente decente", dijo el Dr. McCourt.

Adecuadamente sencillo. Otro día decente, otro viaje. Esta vez, una parte alternativa del área de recreación, la exuberante región junto al arroyo. De esta manera, imaginarlo fue fácil ya que tenía uno genuino burbujeando cerca.

"¡Guau!" gritó una señora.

Garry se despertó y su mandíbula se tensó. Había una sección de excursión cerca del arroyo, y una pareja joven la estaba utilizando. Un segundo antes eran indetectables, pero ahora la dama caminaba con las manos en alto.

"¡La mierda es tu preocupación ahora!" dijo su hombre. "Todo lo que haces es una perra".

"¡No te preocupas mucho por nadie más que por ti mismo!" ella gritó.

Además, no te preocupo mucho por mí, Garry anticipó la reacción del hombre. Y después anticipó su réplica, y luego la de él, y luego la de ella. No obtuvo una puntuación ideal, sin embargo, acertó ocho de diez líneas.

Era una escena desastrosa, pero una parte de él se rió. Vio la guía de su contienda. Discutían entre sí, pero discutían sobre varias cosas. Ambos esperaban ganar y ninguno pudo sintonizar.

Jesús. Deberían ser Kate y yo.

***

Día ocho: yoga.

"Párese al pie de su camilla", dijo el Dr. McCourt.

Garry se miró los dedos de los pies, pensando en cómo podría girarse en cualquier momento para contactarlos. Tal vez suponiendo que aplaste mi espíritu. Jesús. ¿Yoga? Si la gente en algún momento se entera... ah, que se jodan.

Siguió las instrucciones sorprendentemente delicadas del Dr. McCourt, pero el reloj seguía distrayéndolo. Eran casi las cinco y media. Se detuvo por completo cuando Molly entró en la sala de estar.

"¿Dónde está mamá?"

Garry se levantó, apagó la grabación. no tengo idea Un esposo caballeroso podría llamar, pero no, no mi Kate. Era casi la hora de la cena y no había cena. Además, Molly parecía agitada. Garry olfateó.

"Hola cariño, ¿qué dices si hacemos la cena juntos?"

Sus ojos se iluminaron y jadeó. "¿Realmente?"

"¡Sin duda! Deberíamos hacer algunos-" Uh... "-¡macintosh y queso cheddar!"

"¡Yahoo!"

Hicieron un naufragio. Cuando las seis y media dieron la vuelta, tuvieron una buena cena con prácticamente cero beneficios para la salud, una gran cantidad de platos cubiertos con salsa "cheddar" solidificada y un horno asqueroso debido a que la olla se desbordó. Sea como fuere, había sido una tontería y Molly estaba eufórica, así que Garry se permitió apreciarlo. En la remota posibilidad de que nada más fuera una distracción muy necesaria de las contemplaciones que lo devoraban.

Contemplaciones como, la perra infantil está intentando aniquilar a esta familia. Contemplaciones más difíciles de ignorar después de que terminaron y ordenaron la mesa, y Molly salió corriendo a jugar.

¿Qué tipo de agujero de caca en realidad no llama? Ella está continuamente haciendo esto deliberadamente ¡DETÉNGANSE!

Además, Garry se detuvo.

"¿Qué prueba tengo para eso?" murmuró, dándose golpecitos en la mandíbula. Fue a la habitación y sacó su diario de tratamiento. Hizo otro pasaje para una "ocasión de ultraje". Grabó su disparador: "Kate está siendo una perra una vez más". Luego lo arregló con un ataque y expresó: "Kate llega tarde, se perdió la cena y en realidad no se refirió a mí como" en igualdad de condiciones. Luego pasó por los medios. ¿Qué está sintiendo? ¿Qué está pensando? ¿Prueba para las contemplaciones? ¿Prueba en contra?

Cuando terminó, estaba estresado e irritado, pero estaba muy lejos de detonar. Llegó a la conclusión de que le daría la oportunidad de encontrarle sentido en lugar de apresurarse a hacer juicios.

Cuando Kate finalmente regresó a casa a las 8:45, parecía como si soportara una tormenta tropical y estuviera preparada para otra. Más bien, Garry le ofreció una cena (calentada) y le preguntó cómo le había ido el día. Ella se separó. Su supervisor era un psicópata, el cliente era un agujero de caca, su teléfono pasó y ella estaba muy afligida. Sea como fuere, no contendieron.

Un rato después, espontáneamente, Garry tuvo una idea. "Deberíamos subir a ese hospedaje para el fin de semana. Ya sabes cuál, el de la piscina. Hacer una excursión más pequeña de lo habitual para la familia". Kate lo abrazó.

***

Día nueve: la condición.

"La gran mayoría de nosotros nos centramos en hacer", dijo el Dr. McCourt. "Esa es nuestra realidad predeterminada. Sin embargo, hay un mensaje posterior, la condición".

Garry prestó atención al Dr. McCourt en el camino hacia la posada, justo en las afueras de la ciudad, pero apagó la grabación para la cena. El alojamiento tenía una cafetería extraordinaria con las mejores hamburguesas del mundo, y Molly amaba las tiras de pollo, por lo que era un beneficio mutuo.

El servidor, una estudiante de secundaria probablemente en su trabajo más memorable, les sirvió. Sopa de tomate para Kate, filetes de pollo para Molly y un estofado canino apilado para Garry.

"Pedí la hamburguesa", dijo Garry, discretamente.

El cuerpo entero de Kate se tensó. Como seguramente entendió, ningún servidor estaba protegido alrededor de Garry, y este joven no tenía potencial para el éxito. Ella se preparó.

"¡Dios mío, por favor acepte mis disculpas, señor!" dijo el servidor. "Permíteme cambiar eso por ti-"

"- No." Garry levantó la mano.

Kate no podía relajarse.

"¿Sabes que?" Garry expresó, dirigiéndose al adolescente. "Por lo general, compro la hamburguesa aquí, sin embargo, mi olfato me permite saber que este estofado de frijoles huele realmente genial. Creo que me quedaré con él, suponiendo que esté bien".

Kate casi se cae de su asiento, abruptamente totalmente ingrávida.

"Obviamente, señor. Una vez más, acepte mis disculpas".

Garry sonrió, ¡realmente sonrió! - y desechó el sentimiento conciliador. "Trata de no estresarte por eso. ¡Esto se ve perfecto!"

Kate se limitó a mirarlo con asombro emocionado, dejando su comida totalmente inmaculada.

"¿Qué pasa querida? ¿La sopa no es decente?"

"Uh... no, está bien. Simplemente estaba pensando..."

"¿Está bien?"

"¿Te das cuenta de que el sendero para escalar? Leí que conduce a una pendiente con una hermosa vista. Tranquilidad genuina. Tal vez después de la cena, podríamos ir allí y... ya sabes. Cuando lleguemos, puedo llevar a Molly de regreso, y tú puedes Poseer algo de energía para tu reflejo.

"De hecho, me gustaría eso".

***

Día diez: atención ordinaria.

El sendero del bosque estaba tranquilo. No podría haber otros exploradores alrededor, así que lo tenían para ellos solos. Pasó parte del tiempo paseando en un agradable silencio, Kate doblada sobre el brazo izquierdo de Garry y Molly sosteniendo su mano derecha. El resto, Garry y Kate hablaron, reflexionaron o se rieron junto a Molly mientras buscaba cada una de las fortunas que la naturaleza trajo a la mesa.

En el momento en que llegaron a la pendiente se quedaron en silencio una vez más. El sol simplemente comenzaba a ponerse, proyectando el océano de árboles con una luz brillante. Era un universo diferente, y la conmoción de la ciudad, de la autopista, estaba totalmente perdida. Todo lo que escuchaban era el movimiento de las hojas de la brisa y las melodías de los pájaros.

"¡Es maravilloso!" Molly dijo.

Kate abrazó el brazo de Garry y, en ese momento, lo soltó. "Entonces," dijo ella. "¿Necesitabas contemplar? Es encantador aquí. Puedo llevar a Molly de regreso, darte un poco de espacio".

Garry la miró con una sonrisa lánguida por todas partes. "Muchas gracias a ti". Él tomó su mano y la aplastó. "Me gustaría mucho".

Kate se mordió el labio.

"Solo", prosiguió Garry, "no hace unos segundos. En este momento estoy con mis señoritas, y simplemente creo que este segundo debe durar para siempre".

PARTE 5

los overoles

Parte 5

[Inferencias a la muerte/morir]

Cortar, cortar, cortar. Me estoy convirtiendo en una novela, algo nuevo. Fui una sacudida eléctrica, larga y magnífica y doblada muchas veces sobre mí, abrazando mi propia estructura. Una vez había sido hilo, un gran número de hilos, y tal vez algo diferente antes de eso, pero ¿quién puede esperar que recuerde tanto? Esas cuerdas se extendieron apretadas y se tejieron una sobre la otra, una y otra vez. Tejido con tanta firmeza que me convertí en una cosa apretada e invulnerable, sin una abertura a la vista. Sea como fuere, actualmente estoy aprendiendo que no soy tan indestructible como sospechaba. Por un chasquido de esas afiladas mandíbulas y estoy destruido. Uno podría estar estresado ante tal giro de los acontecimientos. Tal vez debería estar estresado, sin embargo, nunca ha estado en mi temperamento permitir que las cosas me depriman.

Tal vez fue ese abrazo extraordinariamente largo que me había dado durante tanto tiempo lo que me preparó lo suficiente para permitir que esto ocurriera y permanecer despreocupado. Cualquier cosa que la explicación, estoy feliz por ello. Porque en mi entendimiento y audacia he terminado enmarcado en otra forma. Me han quitado el resto de mi extraordinaria longitud y actualmente tengo varias piezas mucho más modestas. Las piezas se juntan con más hilo, esta vez cosiendo mis partes juntas. Manos delicadas pero diestras trabajan para hacerme lo que soy. He agregado algunas mejoras, incluidos maravillosos botones de metal. Se guían hacia las aberturas a lo largo de mis largas pestañas en la parte superior. No tengo las palabras correctas para describir cuál puede ser mi nueva figura, así que la llamaré media camiseta de piernas largas.

Estoy colapsado y arrojado a una caja con varios planos de aspecto comparativo que se producen usando esa descarga eléctrica equivalente que alguna vez fui, pero que ya no soy. Nuestras cuerdas han sido cortadas, pero me siento cómodo con ellas apiladas a mi alrededor. No veo la luz de nuevo durante bastante tiempo. Luego, mi casa de cajas se mejora y yo, junto con mis planes gemelos que no soy yo sino que alguna vez fui yo, caigo en un asiento. Estamos envueltos en una columna limpia dentro de una habitación cuyas paredes están fijadas con otras cosas brillantes. Este lugar es significativo, porque es aquí donde me encuentro con mis parientes. Un individuo alto y un individuo pequeño están investigando la habitación, pasando sus manos por diferentes planos que sujetan las paredes. El pequeño salta con energía cuando el alto me tira de mi estante y me sostiene. Me familiaricé con mi nombre entonces, en ese punto. Mono. En cualquier caso, en secreto podría llamarme a mí mismo medio top de piernas largas.

El individuo alto y el individuo pequeño me llevan a su hogar, y tengo una nueva habitación pequeña y exquisita donde me coloco cerca de manifestaciones delicadas y dinámicas en un arco iris de variedades. Obviamente, la pequeña debe ser mi compañera más cercana y yo la de ella, porque ella y yo nos conocemos mejor que cualquiera de mis amigos que viven en mi habitación conmigo. En algunos casos, me mantengo tan ocupado con la pequeña persona que no veo mi espacio durante un período de tiempo significativo. A menudo me han arrojado a mi cama en el suelo al anochecer solo para que me vuelvan a utilizar al día siguiente. Aquí es donde entra la persona alta. Ella es una extraordinaria custodia y guardiana de cada una de las cosas maravillosas que viven conmigo en la habitación pequeña.

Somos un grupo extraordinario, los tres. En lo que a mí respecta, mantengo al pequeño individuo abrigado y generalmente seco (con la excepción de cuando nos hace rebotar en los charcos o chapotea en el arroyo). El pequeño individuo es mi regalador de experiencia, llevándome consigo en cada nueva investigación extraordinaria. Sin duda, cualquier espadachín que merezca al menos un respeto moderado sin duda tendrá algunos rasguños en las rodillas o suciedad en las mangas. Ahí es donde entra el individuo alto. Nos está lavando continuamente a los dos, al individuo pequeño ya mí. Ahora diré que el lavado del pequeño individuo es, en todos los sentidos, algo más hermoso que el mío. Se sienta en una tina blanca con bolsas de agua y aire y botes de juguete. Desde mi punto de vista en el suelo, sin duda se ve divertido. Mi lavado ocurre dentro de una máquina enorme y tenue. En general, me lanzan con diferentes prendas de vestir. Me alegra decir que siempre soy el más sucio. Mi viaje inicial a través de esta máquina fue terrible, pero planeo estar lleno de vida y ahora estoy acostumbrado. Todo es importante para nuestra forma de vivir la experiencia. Desordenarse, ponerse impecable, repetir.

Hoy el pequeño individuo llora. Nos hemos caído de su bicicleta. Ella tiene una rodilla raspada, pero lo que realmente tiene su bomba es que yo también estoy herido, una abertura rasguñada directamente a través de mi cuerda extrema. No me duele, simplemente se siente un poco más ventoso de lo esperado. El individuo alto sabe exactamente qué hacer, llevando una cuerda amarilla a la abertura. Ella me arregla para que donde una vez hubo una apertura, ahora hay una flor feliz. Gracioso, me queda bien. Hasta tal punto que la próxima vez que aparece una abertura (enganchada en el clavo de una pared que el pequeño había sorteado), los dos estamos algo ansiosos por ver qué hará el alto para arreglarla. Esta vez es una mariposa azul.

Mi pequeño individuo y yo emprendemos muchas empresas y llevo cada nuevo arreglo que el alto individuo cose como un símbolo digno de elogio. Cada uno tomando una instantánea de la memoria y asegurándomela para siempre. Todos una actualización de que algo roto se puede cambiar en algo maravilloso.

El alto dijo hoy que podría estar recibiendo demasiado poco. Un caso confuso, ya que tengo el mismo tamaño que siempre he tenido. Sin embargo, dado que se ha sacado a la luz, no sé si me he estado marchitando sin tomar nota. Parece como si estuviera cubriendo menos piernas del pequeño que antes. Donde una vez me apoyé impecablemente en sus tenis rojos, ahora termino arrastrándome más cerca de esas rodillas generalmente raspadas. Donde antes estaba asegurado en la abertura a la mitad de mi corbata azul, ahora estoy colocado en la abertura más cercana al final para complacer los hombros del pequeño individuo. No estoy estresado. He estado con mi pequeño individuo durante tanto tiempo. Somos grandes compañeros.

Estoy continuamente aprendiendo otro ejemplo de experiencia. Hoy descubro que incluso las cosas que parecen interminables pueden finalmente terminar. Siendo las cosas como son, no yo es cada vez más modesto. No, mi pequeño individuo se ha vuelto más alto. Pronto llega un día en que en este momento no encajamos. No puede hacer que los botones y las pestañas se conecten, a pesar de un esfuerzo valiente de su parte. Ella me acuesta en su cama y nos miramos el uno al otro durante un período de tiempo significativo. Me esperan en mi minúscula habitación. Aquí es donde me quedo durante mucho tiempo. Luego, en ese momento, finalmente estoy en una caja muy fija con una parte de mis compañeros de piso para quedarse conmigo. Permanecemos así durante tanto tiempo. Hago un esfuerzo para que no me importe. Intento participar en mi descanso. Estuve tan ocupado durante tanto tiempo que un descanso es algo por lo que vale la pena estar agradecido. Eso es todo lo que me digo a mí mismo.

Entonces, en ese punto, como de la nada como empezó la represión, se hace. La parte superior está arrancada y se parece al amanecer después de una noche larga y tranquila. Además, mi viejo amigo, mi individuo, está aquí. Pero ella es en este punto no poco. Ella es alta. Además, actualmente hay dos pequeñas variantes de ella. A través de un truco increíble, se ha copiado a sí misma. Dos veces. Los dos pequeños no son reproducciones cuidadas. Cada uno de ellos es dispar a su manera particular. Uno es marginalmente mayor que el otro, y es con este algo mayor que actualmente tengo un lugar.

Con este nuevo pequeño individuo aprendo muchas cosas. Ella se comporta de manera única en comparación con mi personita más memorable, a pesar de que se parece mucho a ella. Ella hace. Ella está continuamente encontrando formas de hacer cosas nuevas a partir de cosas viejas. Ella hace planes con hojas y palos. Ella hace criaturas de la tierra. Además, pinta constantemente. Paso a paso me ilumino con nuevas salpicaduras de pintura hasta que soy un arcoiris manchado.

Al igual que antes, llega un día en que mi pequeño individuo se vuelve demasiado alto para siquiera pensar en caber dentro de mi abrazo. Esta vez, no me colocan en una caja, esencialmente cambio de habitación. La persona más modesta se ha desarrollado y está dispuesta a ser mi compañera, pero requiere que me suba las mangas varias veces. Experimenta lo mismo que mi compañera más memorable, corriendo y rociando continuamente y haciendo naufragios. Utiliza cada uno de mis bolsillos para recoger cosas. La delantera es para gominolas. Como antes, mi pequeño individuo se desarrolla. Estoy en un saco con diferentes planes y cambio de manos con otro individuo alto.

Esta pequeña persona que viene usa continuamente sus dedos para tocar un instrumento enorme. Cuando ella está ocupada con puntos abrumadores, frota mis parches tejidos. Su música es preciosa.

Mi siguiente pequeño individuo suele tener un bolígrafo encantado en mi bolsillo. Puede ayudarla a respirar, suponiendo que algo haga que deje de respirar. A pesar de que estoy interesado en descubrir cómo funciona el encantamiento, me alegro de que nunca necesitemos usarlo.

Voy sin parar, comenzando con un pequeño compañero y luego con el siguiente. tengo muchas experiencias Escucho, veo y hago muchas cosas deliciosas. Mi última experiencia con mi último pequeño individuo es una salida de campamento. Me sujetan fuerte como un tendedero, sin embargo, después de tanto uso, soy menos importante de lo que alguna vez había sido y me dejo llevar por la brisa. Lamento dejar a mi compañero. En cualquier caso, conozco las señales en general y, de todos modos, habríamos tenido que separarnos pronto. Vuelo brevemente y se siente increíble. Entonces, en ese punto, aterrizo entre las hojas caídas. Mi nuevo hogar. Un lugar para descansar.

Las hojas y la basura se amontonan sobre mí y pronto yazco en el suelo. He vivido numerosas vidas, he sido valioso para muchas personas pequeñas. Mis parches tienen parches y, sorprendentemente, se han desgastado. Mis días con los pequeños no eran interminables. Se desarrollaron hasta que crecieron. En cualquier caso, son importantes para mí, sus recuerdos están grabados en mi estructura, se quedan conmigo. No, nuestros días no eran interminables, sin embargo nuestra satisfacción lo es. Esa felicidad me sostiene ahora, mientras estoy cubierto por el suelo. Está doblado sobre mí como un abrazo. Así que hago de la tierra mi cómodo lugar de descanso y me ayuda a recordar largos abrazos, rodillas raspadas y pasteles de barro. Se remonta a ese tiempo antes de que yo fuera una cuerda, y justo ahora recuerdo realmente, cuando yo era una brizna de planta, soplando en la brisa.

PARTE 6

Ocultado

CONCLUSIÓN

El bote siempre había estado allí, moviéndose en la parte inferior de su bolsa de lona. En el momento en que presionaba, sus dedos rozaban la parte superior suave y tenue, pero nunca la sacaba, nunca miraba directamente hacia ella. Algunas veces, cuando descargaba, el bote terminaba en un calcetín sucio o se metía en un bolsillo, y

pensaría en un modesto montón de ropa mientras iba a tirarlo en la máquina. En el momento en que esto sucedía, Jake recuperaba con cautela la cámara oscura y la doblaba hacia atrás en la esquina inferior de su mochila.

Ahí es donde debería haber estado. Ahí quedó. Por un largo tiempo.

Había sido durante tanto tiempo que hasta ahora no recordaba qué había en la película, qué imágenes podrían congelarse allí en la minúscula porción de celuloide.

En el momento en que Maggie pateó el balde, Jake estaba perdido. Encontró empleo en otro lugar, entregó su loft, metió un par de cosas en su mochila y se fue de la ciudad. Se abandonó a sí mismo, permitiendo que su cabello se desarrollara largo y su vello facial blanco.

Conducía por las autopistas al azar, apático en el asiento del conductor de su preciado Charger del 69. Maggie apreciaba ese vehículo más que la mayoría de las cosas y que se fuera, centrándose en su lado derecho y viendo que su asiento vacío parecía una cuchilla a un lado cada vez que miraba. A última hora de la tarde, podía imaginársela allí; manita colgando de la ventana, dedos cabalgando sobre la brisa. Podía ver la luz brillante del anochecer en su cabello resplandeciente, iluminando su rostro pálido y maravilloso como un mensajero sagrado. Suponiendo que lo necesitara con la suficiente seriedad, Jake podría cruzar los asientos y agarrar su mano, cerrar los dedos alrededor de la visión nebulosa, sentirla cerca.

Sea como fuere, cuando volvió la realidad, golpeó fuerte.

Sus lágrimas nunca parecían cesar, cayendo con fuerza como un diluvio sobre el parabrisas. El dorso de su mano no era tan efectivo como los limpiaparabrisas para alejar las gotas de punzante agonía, sin embargo, era todo lo que tenía. En el momento en que fue horrible, se detuvo, publicó avisos parpadeando hasta que terminó lo más terriblemente terrible.

Jake se adhirió a las ciudades más modestas, participando de la vibra de una antigua avenida Central. Aprovechó la oportunidad de ver las casas construidas una cerca de la otra, sus patios cubiertos daban la bienvenida a vecinos y forasteros por igual para sentarse y hablar. Adoraba las viejas tiendas pop y mother, sus escaparates repletos de cautivadores escaparates ocasionales. Dio la hora actual por estas ventanas, contando un tiempo muy largo con tréboles de papel brillante o banderines americanos.

En su mayor parte se desvió. No había ningún lugar para estar, ningún objetivo sentado firmemente para él hacia el punto de parada. Se quedó dormido en el vehículo, extendiendo sus largas piernas por el salón secundario y utilizando su vieja sudadera con capucha oscura como almohadilla. Su olor se había vuelto borroso en algún momento en el pasado, sin embargo, suponiendo que hiciera un esfuerzo suficiente, Jake podía recordar la débil pizca de coco que generalmente parecía brotar de su piel. Aprovechó la oportunidad para pincharlo diciendo que ser de Florida implicaba que todo en ella era tropical, incluso su aroma. No le importaba por qué ella poseía un aroma como el que tenía, qué limpiador o mezcla de bálsamo la hacía tan deliciosa, recientemente se dio cuenta de que lo era.

Maggie había sido el resplandor de y en su vida y ahora deambulaba en las sombras sin ella.

Alrededor del tiempo de la tarde, con los faros que pasaban moviéndose a través de la azotea, Jake evocaba una fantasía de ella. Era normal en este punto. Comenzó con su cabello, ese lío rojo brillante de giros que se enredaba entre sus dedos, enredándose en cualquier caso, cuando intentaba ser suave con sus lentes de contacto. Sus ojos vinieron de inmediato, azul vaquero borroso debajo de unas pestañas pálidas que eran prácticamente rubias a la luz del día. Eran su número uno; clara y válida y cargada de sólo amor cuando esperaban por todas partes.

Se quedaría dormido de esa manera, visualizando sus elementos, reproduciéndola para él. Algunas noches ella se deslizaba en sus fantasías y él se retorcía en sí mismo, acariciando el sueño. En otras ocasiones no había nada detrás de sus ojos, ni una sonrisa tranquilizadora, ni una risita cálida, ni el toque de su mano sensible.

Esas tardes eran frías y el descanso estaba muy lejos de su alcance. La parte más horrible fue; esas tardes llegaban con más frecuencia últimamente. Parecía ser más entusiasta para él invocar su alma memorable, recordar la curva de su mejilla, la inclinación de su nariz.

Maggie estaba desapareciendo.

Mantuvo extrañas fuentes de ingresos cuando le apetecía o cuando su billetera estaba vacía y el tanque de combustible estaba bajo. Era fuerte y alto, y el trabajo de desarrollo le resultaba fácil, pero no le entusiasmaba. Fue solo un rato al sol, bronceando sus enormes brazos y llenando el vehículo de nuevo. Un par de supervisores le pedirían que se quedara, pero nunca lo reconocerá. Había calles por las que viajar, estrellas aún por descansar debajo. Hizo algunos amigos en el camino, pero ninguno pudo quedarse; no merecía el trabajo en ningún caso. Se dio cuenta de que no era bueno para nada sin ella, no era alguien a quien alguien deba saber. Ahora solo era un explorador, un fantasma como ella.

El desierto estaba seco y el sudor le corría por el pecho y la sien. Golpeó las gotas sin embargo regresaron bien, empujándolo como un sueño diabólico. Con el sol brillando en algún lugar lejano, entrecerró los ojos hacia la calle y se preguntó por el vapor que salía del asfalto. Líneas de calor se movieron ante sus ojos y las líneas blancas se oscurecieron. Su visión era brillante; le escocían los ojos.

Aventurándose en el salón secundario, Jake se sumergió en la bolsa de lona y buscó una camisa impecable. Una vez más , quería algo para borrar el día, para despejar su cabeza antes de que la ilusión lo dominara.

Torpemente, sus dedos se arriesgaron sobre el bote y Jake se apartó. Nunca lo sacó, nunca le echó un vistazo por si desaparecía para la eternidad. Su corazón estaba acelerado, la cabeza le latía por la intensidad. Una vez más, volvió en sí y la película pudo haberse deslizado en su palma. Sus dedos se cerraron alrededor de él y Jake lo sacó de manera interesante, sosteniéndolo con fuerza y apretando su mano apretada contra su pecho.

Maggie estaba dentro, lo sabía.

La encantadora sonrisa de Maggie. Sus enormes dientes frontales y orejas que sobresalían un tanto en la parte superior. Sus manchas, su alma, su adoración.

Agarró la lata y se mordió el labio, mordiéndose las lágrimas, luchando contra el sudor y la agonía.

Dos ciudades más tarde encontró un lugar para promover la película y se sentó afuera en un lugar difícil, incluso durante un tiempo en su mente. El camino se parecía al 100 que había visto; individuos de pie bajo el cielo temprano en el día, pequeñas fachadas de tiendas reunidas, sus brillantes voladizos ocultan la pasarela.

Parecía genial, pero como todos y cada uno de los demás lugares: vacío sin ella.

Cuando se acabó el tiempo, Jake volvió adentro, esquivando debajo de las campanillas que tintineaban en la entrada. Expresó su gratitud hacia el agente y agarró el sobre con fuerza.

Estaba en el asiento del viajero mientras se alejaba, sin abrir, con las fotografías ocultas.

Descansaba contra la botella de ketchup en el café mientras Jake comía su hamburguesa, las fotos aún eran un secreto.

Jake miró el paquete mientras saboreaba su espresso, acumulando la voluntad de liberar las imágenes. Había estado huyendo de ellos durante tanto tiempo, por el dolor de lo que fuera que había dentro, ahora estaba aterrorizado por abrirlo. Temeroso de que se separara cuando viera su rostro, de que gritaría a su alrededor general cuando su fantasma regresara, fresco y maravilloso, fuerte en su agarre.

Había estado corriendo demasiado tiempo. Estaba agotado.

Jake inhaló lentamente y abrió el sobre, derramándolo para permitir que las fotos se derramaran sobre la mesa.

En el momento en que miró hacia abajo, sus ojos se oscurecieron detrás de gruesas lágrimas. Cada fotografía era de él. Cada vista previa era un segundo irregular que le había contado a Maggie, pero todo según su punto de vista; cada uno de los un punto de él. Su sonrisa, su nariz aguileña, su pelo claro y desgreñado, sus manos, sus labios. Todo fue él.

Durante tanto tiempo, él la había estado agarrando, y desde el principio ella lo había estado agarrando a él.

NOTA

www.ingramcontent.com/pod-product-compliance
Lightning Source LLC
Chambersburg PA
CBHW050247220526
45465CB00002B/583